IN DANKBARKEIT FÜR

Tanwir und Amina
Sie sind jede Durststrecke mit mir gegangen in dem tiefen Wissen
um die Ankunft in der nächsten Oase.

Jori
Er empfing mich am Ende dieses Weges mit offenen Armen.

Impressum:

Herausgeberin:	Birgita Christiane Ahmed, Köln
Fotos:	Barbara Amneser
Lektorat:	Martina Müller
Layout & Satz:	Lange media design

Herstellung: Books on Demand GmbH, Norderstedt
ISBN 3-8311-3716-1

PROLOG

DER KÖRPER IST DAS HAUS DER SEELE
Wir leben auf dieser Erde, um über Empfindsamkeit und Emotionalität
zu lernen.

ICH FÜHLE
höre – sehe – schmecke – rieche – denke
ICH BIN
ICH LIEBE ...
mein Körper, mein Geist, meine Seele geben sich hin.

Es ist Nacht. Das Licht der unzähligen Sterne gibt dem Blick einen
Anhaltspunkt in der dunklen Weite. Der Mond, fast voll, spiegelt sich im
Fluss. Zeit und Ort haben dich und mich gefunden für den Augenblick dieser
Nacht. Es ist die lichte Mondnacht des glucksend-spielerisch
dahingleitenden Flusses, die uns sanft in ihrer Geborgenheit hält. Runde
Flusssteine schmiegen sich den Formen unserer Körper an, bei jeder
Bewegung reiben sie leise singend aneinander. Ein schützender Baum
streckt seine blättrigen Arme über uns aus. Die Münder, der menschlichen
Sprachen müde, treffen sich und die Seelen fühlen sich für eine Weile im
Spiel der Berührungen erlöst.
Im Land des zeitlosen Seins gibt es keine gemeinsame Muttersprache,
keinen gemeinsamen Kontext, kein „Wissen" um den anderen. Es ist die
Seelenberührung im „Hier und Jetzt", die durch die Körper Ausdruck findet.
Seelen auf der Suche nach einer Verbindung begegnen sich für eine Weile
im Raum der Unendlichkeit.
Der nächste Morgen wird kommen und er bringt die Trennung mit sich.
Zurück in das Sein von „Ich bin Ich" und „Du bist Du" – doch die Kraft ist
geboren für das Buch KÄMPFERIN DES HERZENS.

INHALT

11. Virasana
   „Ich bin in Dankbarkeit"
   Intuitionschakra

12. Sarvangasana
   „Ich lebe im Bewusstsein der Hingabe"
   Kronenchakra

13. Ayurveda

Zur Gliederung und zum Verständnis dieses Buches

Dieses Buch besteht aus 13 Kapiteln, so wie ein weibliches Kalendarium 13 Mondmonate hat. Die Blutungen einer Frau richten sich nach dem Mond. Regelmäßig menstruierende Frauen bluten in den ersten vier bis fünf Tagen des neuen Mondes. In matriarchalen Zeiten trafen sich die Frauen in dieser Zeit in Hütten, Häusern oder Höhlen um gemeinsam zu meditieren, zu tanzen, ihre Körper zu pflegen und den Geist zu zentrieren, um die ernährende, haltende weibliche Energie wieder zurückzugeben in die Welt. Es ist diese emotional-bewahrende Kraft, die wir brauchen, um das verlorene Gleichgewicht zwischen materieller und spiritueller Welt wieder herzustellen. Die Aufgaben, die damit verbunden sind, brauchen KämpferInnen, deren Kampfgeist sich aus dem Impuls der Liebe speist. Der „KämpferIn des Herzens" liegt eine matriarchale Idee des Seins zugrunde. Die matriarchale Sichtweise ist geprägt durch Emotionen und persönliche Erfahrungen. Dabei tritt der Verstand eher in den Hintergrund. Lassen Sie sich durch Ihre Intuition führen, gehen Sie mit mir ein Stück des Weges einer „KämpferIn des Herzens". Es ist ein Weg, der gleißendes Licht und dunkelsten Schatten kennt, der den Klängen der Sphärenmusik zu lauschen vermag, der um die Schmerzen eines blutenden Herzens weiß, der sich jedoch immer wiederfindet in der unendlichen Kraft der Liebe. Es ist ein Weg, der in sich das Geheimnis der Lebensfreude birgt und dies in jeder Begegnung in irgendeiner Form zum Ausdruck bringt.
Das ist der Grundgedanke dieses Buches. Es möchte stärkender Impuls sein für die Kampfkraft des Herzens.

Getragen wird das Buch durch Lotus-Yoga-Übungen, die leicht nachzuempfinden und nachzuahmen sind, begleitet von meditativen Leitideen. Die Ideen entspringen Philosophien und Religionen, die um die ursprüngliche Weisheit ringen, die um den Weg wissen, der durch die Dunkelheit zum Licht führt. Viele Religionen wissen um das Feuer in der Seele, das nur durch das Glühen im Herzen, die tiefe Leichtigkeit im Bauch und die kühle Klarheit im Kopf aufrechterhalten werden kann. Es geht um das Bewusstsein des Körpers, die Ruhe im Geist und die Kontrolle über die hitzigen Emotionen. Gelingt es dem Menschen, gelotet und geerdet zu sein, seine individuellen Fähigkeiten zu entdecken und den Weg zu finden, diese in der Welt gewinnbringend einzusetzen, so entsteht weltweiter Frieden im harmonischen Einklang mit der Natur. Rückbesinnungen auf ganzheitliche

Ansätze wie Yoga und Ayurveda oder die schamanischen, naturheilkundlichen Lehren der Indianer sind dabei sehr wertvoll.

Die 13 Kapitel tragen jeweils als Überschrift eine Affirmation. Eine Affirmation ist ein Satz, an den sich der Geist anbinden kann, den die innere Stimme leise oder laut so lange rezitiert, bis er sich tief im Unbewussten verankert hat. Bevor Sie mit einer Affirmation in dieser Form arbeiten, überprüfen Sie, ob diese zurzeit wirklich stimmig für Sie ist. Ist dies der Fall, dann flüstern, singen oder sagen Sie den Kurzsatz immer wieder tief aus Ihrem Herzen heraus, so lange, bis sich die Affirmation von selbst erschöpft. Acht dieser affirmativen Kapitel basieren jeweils auf einer Lotus-Yoga-Übung und auf der geistig-emotionalen Aussage des Chakras, das durch die Übung aktiviert wird. Ein Chakra ist ein körperlich-geistiges Energiefeld. Das Wort „Chakra" kommt aus dem Indischen und bedeutet „Rad". Die energetischen Felder liegen auf der vorderen Mittelachse des Körpers und stehen physisch in Zusammenhang mit unserem Nerven- und Drüsensystem. Ein Chakra ist wie eine kleine menschliche Sender- und Empfängerstation. Jedes Chakra dreht sich mit einer anderen Geschwindigkeit und erscheint in einer anderen Farbe.
Die Chakren haben unterschiedliche emotional-geistige Sender- und Empfängerkräfte. Die Übungen in den Kapiteln, sowohl die aktiven Lotus-Yoga-Übungen als auch die passiven Mentalübungen, haben eine harmonisierende Wirkung auf die Chakren und damit auf Ihr Wohlbefinden und Ihre Ausstrahlung.

Fünf der Kapitel beruhen auf dem Eintauchen des Geistes in heilende Erklärungsmodelle von der Welt in Verbindung mit meditativen Impulsen und Phantasiereisen, während denen sich Ihr Geist entspannen kann.

Sollten Sie aus einem körperlichen Handicap heraus die Übungen nicht nachvollziehen können, so lassen Sie die Bilder und Übungsbeschreibungen ausschließlich auf Ihren Geist wirken.

Tauchen Sie nun gelassen und spielerisch in das Buch ein. Sie können es kontinuierlich Seite für Seite lesen, es an einer x-beliebigen Stelle aufschlagen oder sich an den Affirmationen orientieren.

Die Chakren

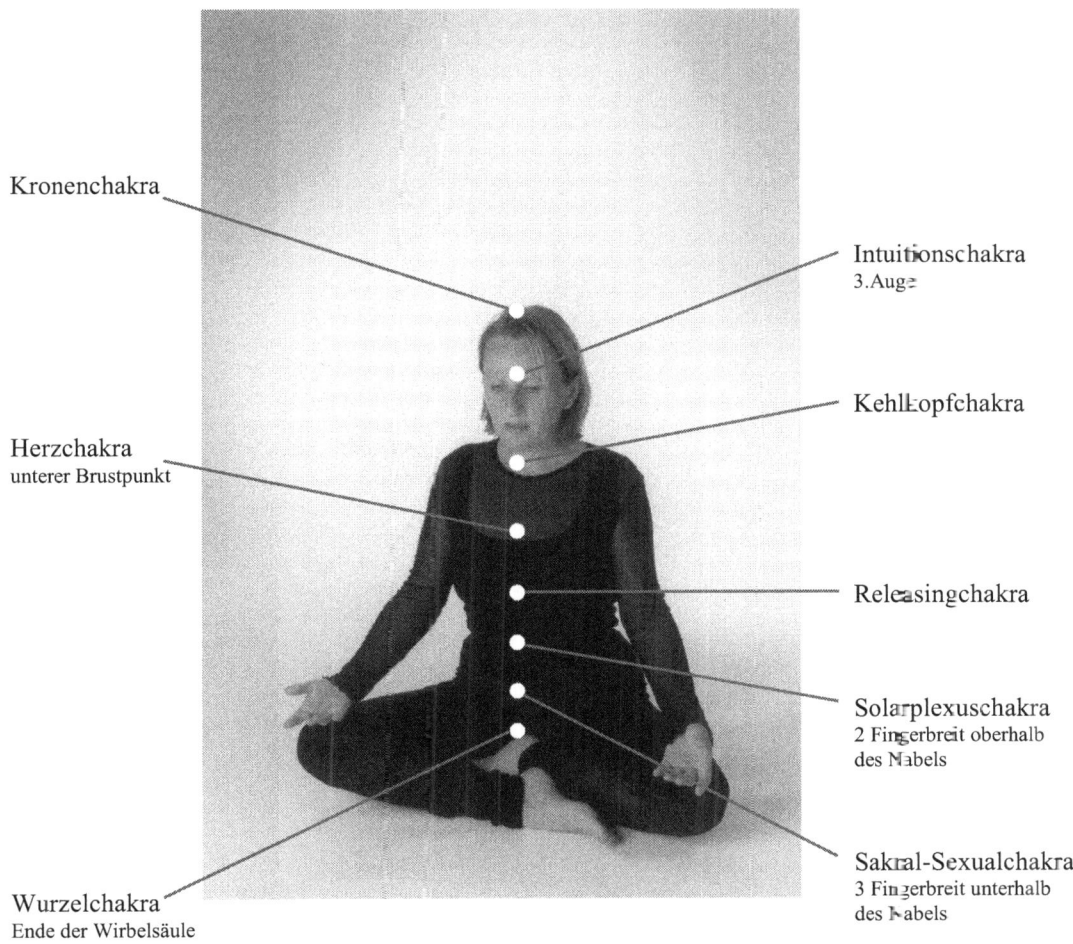

Kronenchakra

Intuitionschakra
3.Auge

Kehlkopfchakra

Herzchakra
unterer Brustpunkt

Releasingchakra

Solarplexuschakra
2 Fingerbreit oberhalb
des Nabels

Sakral-Sexualchakra
3 Fingerbreit unterhalb
des Nabels

Wurzelchakra
Ende der Wirbelsäule

1. Mein Weg zum Lotus-Yoga

Ich bin eine Frau
erfahren und selbstständig
einfühlsam –
klar
selbstbewusst
in Verbindung mit dem höheren Selbst
reflexionsfähig
beseelt
hingebungsvoll
in Liebe
klar ...

Imaginieren Sie eine Lotus-Blume, wie sie in voller Kraft, subtil und feinfühlig, auf dem Wasser schwimmt. Doch auch sie hat Wurzeln – Wasserwurzeln, und durch diese kann sie sich weich und geschmeidig den sanften Strömungen eines Sees anpassen.

Den Begriff Lotus-Yoga prägte ich vor zwei Jahren. In einer Zeit des persönlichen Umbruchs fragte ich mich nach meinem individuellen Anliegen an diese uralte indische Körper-Geist-Trainingskunst.

„So wie das aufgewühlte Wasser eines Flusses den Mond nicht klar widerspiegelt, kann auch ein unruhiger Verstand die Seele nicht richtig reflektieren."

(Patanjali)

In diesem alten Yoga-Sutra ist die bis heute präsente Lehre des Yogas eingefangen. Damals wie heute geht es darum, aggressive Gemütswallungen, unproduktive, überhitzte soziale Zusammenhänge und auch Burn-outs zu beruhigen.
Yoga lässt den Geist eine Weile in ruhender Gelassenheit, in Anbindung an das Körperbewusstsein und in der Gegenwärtigkeit des Atems ruhen.
Nach der Lehre des Yogas ist nur so eine tiefe Anbindung an die innere Weisheit, an den Weg des Seelenlichts möglich.
Der traditionelle Yoga-Weg ist ein Stufenweg, der sich Stufe für Stufe erschließt.
Heute gehen wir spielerischer mit dieser Lehre um und sagen:
Der achtstufige Weg des Yogas kann auch als achtblättrige Blume verstanden werden. Ein Blütenblatt ergänzt sich durch die Präsenz des anderen, und nur durch eine gemeinsame Öffnung kann die Blume in ihrer ganzen Kraft erstrahlen.

1. Yama	Das Verhalten gegenüber anderen oder gesellschaftliche Disziplin
2. Niyama	Der Umgang mit sich selbst oder individuelle Disziplin
3. Asana	Die Übung der Stellungen zur körperlichen Disziplin
4. Pranayama	Die Beherrschung des Atems zur mentalen Disziplin (das sich Nehmen von Lebensenergie)

5. Pratyahara	Das Sich-nach-innen-Ausrichten oder die Disziplin der Sinne (aus dem Zentrum des Solarplexus heraus: „Ich bin Ich", „Du bist Du")
6. Dharana	Konzentration (aus dem dritten Auge heraus – mit geschlossenen Augen sehen können)
7. Dhyana	Meditation (das absichtslose sich Versenken ins Nichts)
8. Samadhi	Selbstverwirklichung (in der christlichen Religion: Berufung)

In der traditionellen Philosophie ist der Zustand des All-Eins-Seins von Samadhi das Ziel eines Yoga-Wegs. Der Mensch ist in Harmonie mit sich und seinem Umfeld. Er kann sich dynamisch fließend den veränderlichen sozialen Bedingungen anpassen. Im Zustand der Glückseligkeit löst sich das individuelle Wollen auf, ergibt sich mitschwingend im Wir. Tief aus der Seelenfrequenz erwacht eine Kraft, die jede Seinszelle in einen Zustand der universellen Harmonie taucht.

Der Yoga-Weg hin zu Samadhi geht durch den selbsterkennenden Schmerz. Eine Geschichte des Heiligen Rama Krishna* aus Indien soll dies verdeutlichen: „Ein Hirte geht mit seinen Schafen auf die Weide. Eines Tages sieht er ein Löwenjunges, das hilflos zittert. Es ist seiner Mutter davongelaufen und ist hungrig und sucht Wärme. Der Hirte hat Mitleid mit dem kleinen Löwen, nimmt ihn mit nach Hause, und lässt ihn mit den Schafen zusammen aufwachsen. Der kleine Löwe wird größer und identifiziert sich mit den Schafen. So vergehen zwei Jahre. Als der Schäfer eines Tages wieder mit den Schafen und dem Löwen auf der Weide ist, kommt ein hungriger Löwe aus dem Wald. Er stürzt sich auf die Herde und sieht plötzlich, dass ein Löwe dazwischen ist. Das ist ein großer Schock für ihn, er vergisst seinen Hunger und will den kleinen Löwen fangen. Dieser läuft um sein Leben. Der große Löwe ruft ihm zu: Es ist beschämend, dass du mit den Schafen lebst. Was ist ein Schaf und was ist ein Löwe?" Der kleine Löwe antwortet: „Ich verstehe das nicht, was du da sagst, lass mich gehen, töte mich nicht." Der große Löwe packt den kleinen und zeigt ihm im Wasser ihre Spiegelbilder und sagt: „Sieh, wie du aussiehst, und wie ich aussehe. Dies ist dein und das ist mein Spiegelbild." Da bekommt der kleine

Löwe Angst und fragt: „Sehe ich wirklich so aus?" Er sieht sein Spiegelbild, und plötzlich spürt er etwas in seinem Körper. Er erfährt einen riesigen Energieschub und spürt, dass er ein Löwe ist und brüllt wie ein Löwe. Er hat die Löwenhaftigkeit wiedergefunden. Er *war* immer ein Löwe, aber er hat *gedacht*, er sei ein Schaf.

Diese Erkenntnis hat den Namen *Samadhi* oder Erleuchtung. Dabei löst sich die Identifikation auf. Wie in der Erfahrung des Glücks und der Zufriedenheit verflüchtigt sich die Identifikation für kurze Momente."

Weder körperlich noch geistig weichen wir dem Schmerz aus. Die Yoga-Übungen werden oft so weit gedehnt und gehalten, bis die Berührung mit dem Schmerz entsteht. Dadurch lösen sich im Laufe der Zeit körperliche Blockaden. Diese wiederum haben eine enge Korrespondenz mit geistigen Blockierungen und mit emotional schmerzbesetzten Lebensbedingungen und Erinnerungen.

Der Weg des Lotus-Yoga geht auch durch den Schmerz, jedoch äußerst weich, feinfühlig und mitschwingend. Sensibilität gegenüber den eigenen Grenzen und Sensibilität im individuellen Atemrhythmus spielen dabei eine wesentliche Rolle.
Die fließende, leichte Anbindung an das „Hier und Jetzt" durch eine tägliche, kurze Konzentration im Lotussitz und durch Rückbesinnung auf das Selbst im sozialen und natürlichen Umfeld sind die entscheidenden geistigen Momente von Lotus-Yoga.
Emotionen (Liebe, Hass, Neid, Habgier, Macht, Ohnmacht) erkennen, sie körperlich fühlen, sie in sich annehmen, um diese zu reflektieren und schließlich in geläuterte Energie zu transformieren, das ist das Hauptanliegen von Lotus-Yoga. Diese „emotionale Kompetenz", diese Herzenskraft kann nur ganzheitlich erspürt und erlernt werden.
Dabei spielen die Asanas (Yoga-Übungen) eine wesentliche Rolle. Im Spiel zwischen Disziplin und selbstliebender Nachgiebigkeit sollten Sie das regelmäßige Üben mit in Ihren Alltag fließen lassen.

*Rama Krishna: Ein berühmter indischer Heiliger, geb. 1836
in Karmapukur/Bengalen, gest. 1886 in Kalkutta

Im Lotus-Yoga werden die Asanas auf eine weiblich-weiche Art geübt, sensibel erfahren Sie die Grenzen der körperlich-geistigen Belastbarkeit. Mit der Zeit werden Sie Ihre Atmung als die „Freundin Ihres Lebens" erkennen und sie bewusst in die Asanas und Yoga-Zyklen integrieren. Die Atmung ist es, die unser Leben auf dieser Welt ermöglicht; es ist das ständige Durchfluten von immaterieller Welt (Atmung) durch unsere materielle Welt (Körper) vom ersten bis zum letzten Atemzug.

Die Buddhisten glauben, dass unser spirituelles Wesen mit dem Bewusstsein einer bestimmten Anzahl von Atemzügen auf diese Welt kommt. Es liegt an unserer Lebensführung, ob wir schnellatmig-kurzlebig durch unser Leben hetzen, oder ob es uns durch ruhige, besonnene Langatmigkeit gelingt, ein langes Leben zu führen.
Lotus-Yoga ist auch die Besinnung auf das „Hier und Jetzt", die Anbindung an die Situation, das Ausspüren der anderen in dem gemeinsamen Raum und schließlich das erkennende Verstehen in Anbindung an die Herzenskraft. Es ist die Kraft des Herzens, das „in Liebe sein". Sie erkennt in allem, was uns begegnet und widerfährt die Weisungen auf unserem individuellen Lebensweg.
Meine größte Lehrmeisterin auf diesem Weg war meine zehnjährige Tochter, die das Morbus-Down-Syndrom hat. Ihr schrieb ich dieses Gedicht:

Sie spricht die Sprache der Engel

Ohne Worte folgt sie treu ihrer
guten Absicht.
Sie drückt Dich so fest, dass sie fast erdrückt
in Liebe.
Sie spürt die Stimmungen aus, setzt sich ein
In Gefühlen für den Frieden.

Sie spricht die Sprache der Engel.

Ihre Augen sind weit und tief
füllen sich mit Tränen
Wenn Du nicht verstehst.
Ihre Hände sind klein und stark
ballen sich zu Fäusten
wenn Du nicht wahrnimmst.

Sie spricht die Sprache der Engel.

Bei Musik dreht sie sich selbstversunken
um ihre eigene Achse
ihre Arme und Hände spielen rhythmisch mit.
Bei Harmonie lacht sie laut
aus vollem Herzen
und alle anderen steckt sie an.

Denn sie weiß:
Freude am Leben entsteht – vergeht
entsteht, wird größer – vergeht
entsteht, wird noch größer …

Sie spricht die Sprache der Engel.

Gott, gib uns
Stille, Liebe, Geduld und Kraft
sie zu verstehen.

2. Wurzelchakra

Sie sitzen auf einem moosigen Waldboden. Den Rücken an einen Baum
gelehnt. Spüren Sie durch die Rinde sein Seelenleben?

Hören Sie die Stimme, die sagt:
Lass los – lehn dich an,
finde Halt durch mich,
höre das Lied der Jahreszeiten.
Im Frühling spüre ich tief in mir
Die Lust zu erwachen.
Mit all meiner Kraft komme ich
von innen nach außen.
Erstrahle schließlich in zartem,
lichtem Grün.
Im Sommer dann stehe ich da
in meiner ganzen Pracht,
und biete den Menschen Schutz
vor Sonne – und vor Regen.
Der Herbst ist es dann,
der mich auffordert, loszulassen,
nachdem ich in schönster Farbenpracht
erglühen durfte.
Im Winter dann tritt unendliche Ruhe ein.
Es scheint, als würde ich schlafen.
Aber nein,
ich bereite mich konzentriert
auf das Neue vor.

Einem Baum zu lauschen bedeutet, sich in die zyklische Harmonie der Natur einzubringen.

Die Kultur, die um die Harmonie des Universums weiß, die Hunger, Krankheit und ökologisches Ungleichgewicht aus der universellen Disharmonie heraus deutet, ist die der Indianer. In ihrem Land stehen die ältesten Baumzeugen unserer Welt, die ca. 3.500 Jahre alten Sequoiabäume. Spüren Sie, wie tief diese Bäume ihre Wurzeln in die Erde getrieben haben, wie sie uns durch ihre Präsenz helfen, an die Kraft eines universellen Gleichgewichts zu glauben.

Sind es nicht gerade die Bäume, die im natürlich schwingenden Gegenpol zu uns die Verbindungen der Natur aufrechterhalten?

Betrachten Sie einen Baum in seiner wunderbaren Struktur von Rinde, Ast und Blätterwerk, in seinem ausgewogenen Gleichgewicht zwischen Wurzel und Krone, so empfinden Sie Ruhe – Gelassenheit, vielleicht sogar Freude.

Das Bewusstsein ist durch die Verantwortung für Mutter Erde geprägt. Indianische Schamanen stehen mit den Geistwesen der Natur, der Tiere, der Ahnen in Verbindung. In Zeremonien und Ritualen, die dazu dienen, die soziale und die universelle Ordnung wieder herzustellen, werden die Geistwesen, insbesondere die Ahnengeister, die Vermittler zwischen Mensch und Göttern, angerufen.

„Indianische Menschen stehen heute mit je einem Fuß in zwei Welten, aber wir leben nur ein Leben. Unser Standort ist oft unsicher, weil jede Welt sich in einem ständigen Wandel befindet.

Wir Indianer müssen das Beste aus unserer eigenen Kultur abschätzen und dann festhalten. Aber wir müssen auch das Beste aus anderen Kulturen nehmen und es mit dem verschmelzen, was wir bereits besitzen."
(Quelle: Ausstellung im Rautenstrauch-Joest-Museum, 2001)

Die indianischen Welten sind die Welt der Realität, die Welt der Vergangenheit, die Welt der Ahnen und die Welt der Geistführer. Es gibt ein Gleichgewicht zwischen den Welten des irdischen Systems und denen der kosmologischen Ordnung.

„Ich lausche der Stimme eines Baumes" ist die Rückbindung an die zyklisch kosmologische Weisheit, die die universelle Ordnung in sich birgt. Rückbesinnung in Verbindung mit der Natur schafft innere Harmonie und erweitertes Bewusstsein.

Tadasna

„Ich stehe fest wie ein Berg und grüße die Sonne"

Das Wurzelchakra ist das Energiefeld der Erde, der Materie. Hier ist unsere energetisch materielle Form begründet. Unsere Verwurzelungskraft steht in Verbindung mit unseren Ahnen. Die Ahnen unserer individuellen Stammbäume bestimmen unser Sein in diesem Leben zu einem großen Teil.

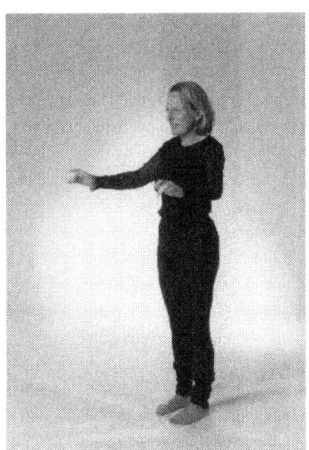

Die nun folgende Lotus-Yoga-Übung ergibt sich aus zwei Elementen: aus dem traditionellen Asana Tadasna „Ich stehe fest wie ein Berg" und dem indianischen Sonnengruß, der der inneren und äußeren Harmonisierung dient.

Stellen Sie sich mit geschlossenen Füßen hin. Nehmen Sie durch die Fußsohlen hindurch Kontakt mit der Erde auf. Schließen Sie nun für eine Weile die Augen, vielleicht spüren Sie ein leichtes Schwanken. Spannen Sie Ihren Körper so weit, dass die Schwankungen nachlassen.

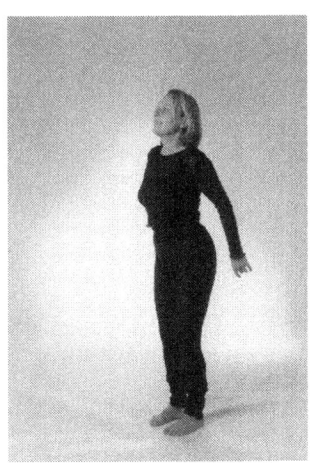

Visualisieren Sie einen Berg. Er steht fest – unerschütterlich. Er ist da. Lassen Sie dieses Bild in Ihren Geist übergehen. Spüren Sie – tief in Ihrem Sein: Unerschütterlich stehe ich – für mich, für meine Lebensideale, für meinen Weg des Herzens, für meine Aufgaben in diesem Leben und für meine Herzenswünsche. Formulieren Sie innerlich drei Herzenswünsche.

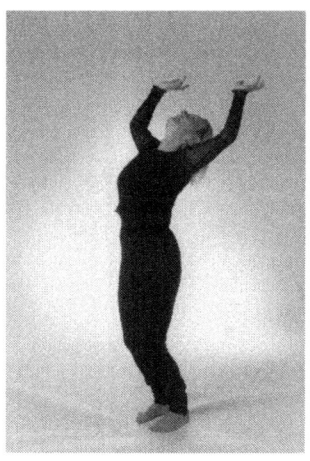

Nun stellen Sie die Füße ein wenig auseinander, verwurzeln Sie mit ihnen in der Erde. Atmen Sie tief aus dem Zentrum unterhalb des Nabels ein. Mit der Einatmung heben Sie die Arme nach oben, öffnen Sie dabei Ihren Herzraum und formulieren Sie Ihren ersten Herzenswunsch. Mit der Ausatmung senken Sie die Arme. Mit dem zweiten und dritten Herzenswunsch verfahren Sie in dem gleichen Atem- und Bewegungsrhythmus.

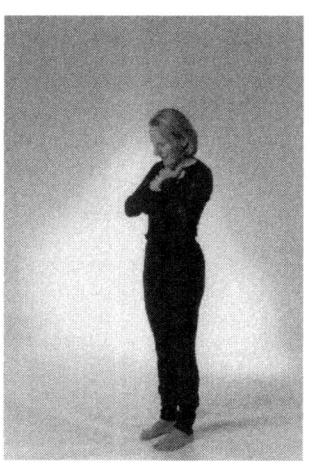

Mit dem vierten Atemzug atmen Sie noch einmal tief ein und legen dann die Hände übereinander auf dem Energiefeld des Herzens ab. Sie spüren Ihre Wünsche aus und begeben sich in ein Gefühl von Dankbarkeit, dass diese Wünsche sich bereits erfüllt haben. Die geistige Ebene kennt im Gegensatz zu dem materiellen Sein keine Zeit, also gibt es nichts Zukünftiges. Alles ist im „Hier und Jetzt" und bereits vorhanden, sobald es gesprochen oder geschrieben wird. Es liegt nun an uns, die Wege intuitiv zu erkennen, durch die eine Materialisierung der Wünsche möglich ist.

Wiederholen Sie den indianischen Sonnengruß täglich, wenn möglich zur gleichen Tageszeit, einen Mondmonat lang. Günstig ist dabei ein Rhythmus vom ersten Tag des neuen Mondes bis zum ersten Tag des darauffolgenden Mondmonats.

Danach lassen Sie Ihre Wünsche los, vertrauen auf deren Realisierung, auf Ihre intuitive Erkenntniskraft und auf Ihren Mut, denn vielleicht sind Entscheidungen gefordert, die Ihr Leben verändern.

Dem Weg der Liebe folgen

„Almitra, die Seherin, sagt zu Almustafa, dem Erwählten und Geliebten:
Sprich uns von der Liebe!
...
Und er hob den Kopf und sah auf die Menschen und es kam eine Stille über
sie. Und mit lauter Stimme sagte er:

Wenn die Liebe dir winkt, folge ihr,
Sind ihre Wege auch schwer und steil.
Und wenn ihre Flügel dich umhüllen, gib dich ihr hin,
Auch wenn das unterm Gefieder versteckte Schwert dich verwunden kann
Und wenn sie zu dir spricht, glaube an sie,
Auch wenn ihre Stimme deine Träume zerschmettern kann wie der
Nordwind den Garten verwüstet.
Denn so, wie die Liebe dich krönt, kreuzigt sie dich.
So wie sie dich wachsen lässt, beschneidet sie dich.
So wie sie emporsteigt zu deinen Höhen und die zartesten Zweige liebkost,
die in der Sonne zittern,
Steigt sie hinab zu deinen Wurzeln und erschüttert sie in ihrer
Erdgebundenheit.
Wie Korngarben sammelt sie dich um sich.
Sie drischt dich, um dich nackt zu machen.
Sie siebt dich, um dich von deiner Spreu zu befreien.
Sie mahlt dich, bis zu weiß bist.
Sie knetet dich, bis du geschmeidig bist;
Und dann weiht sie dich ihrem heiligen Feuer, damit du heiliges Brot wirst
für Gottes heiliges Mahl.
All dies wird die Liebe mit dir machen, damit du die Geheimnisse deines
Herzens kennenlernst und in diesem Wissen ein Teil vom Herzen des Lebens
wirst.
Aber wenn du in deiner Angst nur die Ruhe und die Lust der Liebe suchst,
Dann ist es besser für dich, deine Nacktheit zu bedecken und vom
Dreschboden der Liebe zu gehen, in die Welt ohne Jahreszeiten, wo du
lachen wirst, aber nicht dein ganzes Lachen, und weinen, aber nicht all deine
Tränen.
Liebe gibt nichts als sich selbst und nimmt nichts als von sich selbst.
Liebe besitzt nicht, noch lässt sie sich besitzen;
Denn die Liebe genügt der Liebe.

Wenn du liebst, solltest du nicht sagen: „Gott ist in meinem Herzen",
sondern: „Ich bin in Gottes Herzen."
Und glaube nicht, du kannst den Lauf der Liebe lenken, denn die Liebe,
wenn sie dich für würdig hält, lenkt deinen Lauf.
Liebe hat keinen anderen Wunsch, als sich zu erfüllen.
Aber wenn du liebst und Wünsche haben musst, sollst du dir dies wünschen:
Zu schmelzen und wie ein plätschernder Bach zu sein, der seine Melodie der
Nacht singt.
Den Schmerz allzu vieler Zärtlichkeit zu kennen.
Vom eigenen Verstehen der Liebe verwundet zu sein:
Und willig und freudig zu bluten.
Bei der Morgenröte mit beflügeltem Herzen zu erwachen und für einen
weiteren Tag des Liebens dankzusagen;
Zur Mittagszeit zu ruhen und über die Verzückung der Liebe nachzusinnen;
Am Abend mit Dankbarkeit heimzukehren;
Und dann einzuschlafen mit einem Gebet für den Geliebten im Herzen und
einem Lobgesang auf den Lippen."

(Kahlil Gibran: Der Prophet)

3. Sakral-Sexualchakra

Ich sitze
spüre – bin
vollkommen aufrecht
empfinde Einklang
aus der Tiefe
des emotionalen Urgrundes
meines Selbst

Das zweite Chakra ist der energetische Sexual-Sakralraum des Körpers. Berührungen, sowohl seelische, emotionale als auch körperliche, die über den Kanal des Unbewussten bis in den Urgrund unserer Emotionen vordringen, schaffen und beeinflussen die Dynamik dieses Chakras.

Hier, drei Fingerbreit unterhalb des Nabels, im Hara, ist die existentielle Urkraft – Wut, Angst, Trauer, Gier, Liebe und Glaube – zu Hause.

Der Impuls zur Fortpflanzung und die damit verbundene Hoffnung auf eine zukünftige Welt wird hier geboren.

Sakrale Zeremonien und tiefe sexuelle Begegnungen können die Energie dieses Chakras in hohem Maße verstärken. Aus diesem „Urgrund des Seins" heraus kann sich eine Verschmelzung des „Ichs" mit dem „Allbewusstsein" ergeben; dann durchströmt tiefe Glückseligkeit den ganzen Körper und jede Zelle badet in heilender Energie. Die Dualität von Ying und Yang, Licht und Dunkel, Tag und Nacht, Mann und Frau, löst sich auf und erkennbar wird die Ganzheit hinter der dualistisch-materiellen Welt.

Im zweiten Chakra, im Sein von „Hier und Jetzt" ruht die Meditierende. Im Lotus-Sitz, in Siddhasana, übt sie die hingebungsvolle Gelassenheit.

Aus diesem zentrierten Sitz heraus kann der goldene Zustand der Glückseligkeit erwachsen und sich im Alltag aus dem Bewusstsein von „ich bin mittig", „ich bin im Hier und Jetzt" in jeder Situation einstellen.

Doch ist diese Zufriedenheit nicht statisch. Verunsicherungen, Schicksalsschläge oder Krankheiten werfen uns Menschen manchmal blitzschnell aus den Momenten des harmonischen, universellen Glücksempfindens.

Darum übt sich die Meditierende im Lotus-Sitz. Hier bindet sie sich an das „Hier und Jetzt", geht in Stille durch Schmerz, Angst und Aggressionen, berührt die emotionalen Schwankungen und kommt schließlich in den Zustand von „ich selbst bin im Allsein getragen".

Siddhasana

„Ich sitze vollkommen aufrecht"

Der Lotus-Sitz

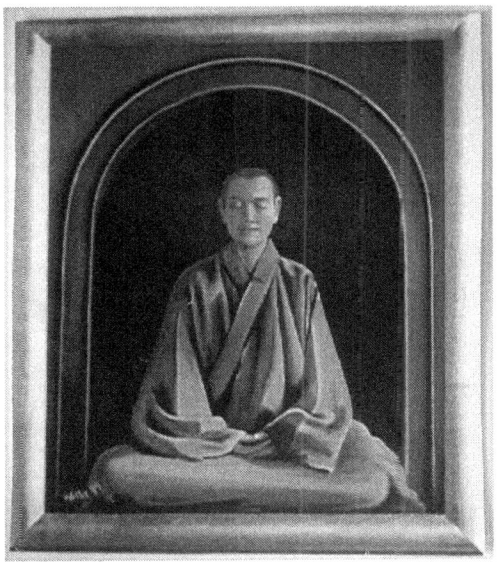

Betrachten Sie das Bild: Eine Meditierende mit einer vollkommen androgynen Ausstrahlung. Die Haltung ist getragen durch die Wirbelsäule, Wirbel für Wirbel leicht auseinander gezogen, erscheint sie schwerelos. Hingebungsvoll ruhen die Hände im Schoß, weit davon entfernt, irgendetwas handhaben zu wollen.

Geist und Körper bereiten sich mit allen Sinnen auf Pranayama (Atembeherrschung) vor.

Üben Sie Siddhasana, spüren Sie in Ihre aufrechte Wirbelsäule hinein, fühlen Sie, wie Ihre Atmung Sie regelmäßig und ruhig durchströmt. Gleichen Sie ganz gelassen Ihren Atemrhythmus an den Dreiklang von Ausatmung, Loslassen – Innehalten, Warten auf den Einatemimpuls – Einatmen an. Betrachten Sie noch einmal das vor sich liegende Bild. Die Meditierende ist konzentriert, jedoch ohne jegliche Anspannung, man spürt eine tiefe Versenkung.

Absichtslosigkeit steht im Vordergrund. Wenn Sie Siddhasana üben, so lassen Sie Erfahrungen, Emotionen und Erlebnisse wie einen Film an sich vorüberziehen, halten Sie nichts fest. Mit jedem Atemzug werden Sie ruhiger.

Erinnern Sie sich an den achtstufigen Yoga-Weg. Pranayama bringt uns über Dhyana (Meditation) dem Zustand von Samadhi (Selbstverwirklichung) näher.

Kennen Sie die Geschichte von Siddharta, dem buddhistischen Prinzen, der seinem inneren Ruf folgte? Er fand in seinem Reichtum und Überfluss nicht das, was sein Herz suchte. So begab er sich sehnsüchtig im Herzen auf die Suche nach sich selbst. Er wurde zunächst zu einem weltverneinenden Asketen, erlangt jedoch in dem Zustand nur eine Teilweisheit und kehrte, nachdem er sich selbst über sein Spiegelbild erschrocken hatte, zurück in die Welt der Sinne.

Eine Künstlerin der Liebe lehrte ihn, den Körper als Haus der Seele zu verstehen. Er brachte sich als Kaufmann in die Welt ein. Seine Geschäfte waren ehrlich und gerecht, sein Herz strebte weiter nach Erkenntnis. Am Ende seines Lebens, nachdem er Weisheit erlangt hatte und im Lot seines Selbst ruhte, wurde er zum Fährmann, der, von einem Ufer zum anderen fahrend, im Fließen des Flusses die Unendlichkeit der Menschheit erkannte.

Jeder Erkenntnisweg, die Orientierung durch die Verständigung mit dem inneren besseren Wissen, mit der subtilen Stimme der Seele, ist individuell verschieden. Das regelmäßige Üben der Versenkung im Lotus-Sitz hilft dem ängstlichen, unruhigen, anhaftenden Geist, sich zu beruhigen und die Stimme der Weisungen zu verstehen.

4. Die Kunst der Liebe

Auf dem Weg vom Sexual-Sakralchakra zum Energieraum von „Ich bin Ich", dem Solarplexuschakra, betreten Sie den Raum der Liebeskunst „Tantra". Mit „Tantra" ist nicht gemeint, sich mehreren oder schnell wechselnden Partnern/-innen in oberflächlichen sexuellen Begegnungen hinzugeben.

Die Kunst der Liebe, Tantra, ergibt sich vielmehr aus wahrhaftiger Einfühlsamkeit und tiefer Verbundenheit. Es ist das geistig-seelische Bedürfnis nach Gemeinsamkeit, wodurch der Körper, in Auflösung von Ich und Du, seinen Ausdruck findet. Die Seelen der Liebenden treffen sich im Land der schwingenden, klingenden Ekstase und erheben sich in einem Lobgesang an die Schöpfung.

Folgen Sie mir auf der Suche nach den Wurzeln von Tantra in seiner matriarchalen Weisheit zu einem Ort der Phantasie.

Wir befinden uns in einer babylonischen Stadt. Vielleicht ist es Susa. Die Verbindung der Menschen zu den Göttern ist eng, Spiritualität und Materialismus sind im Einklang miteinander. Zyklisches Bewusstsein und lebensspendende, soziale Ideen sind in jedem Einzelnen verankert. Noch steht die Stadt in ihrer Blüte. Durch hochentwickelte Wasserauffangsysteme sind die Bewohner an die Lebensquelle Wasser angeschlossen und in der ganzen Stadt grünt und blüht es. Die Handelsstraße zwischen Orient und Okzident beschert Reichtum.

Ein zentraler Ort in der Stadt ist das Kloster der Priesterinnen. Sie werden die Schlangenpriesterinnen genannt, denn sie wissen um die energetische Ursprungskraft der Erdchakren (Wurzel-/Sakral-Sexualchakra) und können die Kundalinienergie erwecken. (Die Kundalinischlange liegt, nach Auffassung der Yogis, eingerollt im Wurzelchakra. Sie kann sich in spirituellen Handlungen, z. B. Yoga, Meditation und Gebet oder in sexuellen Verbindungen aufrollen und als Kraftschub in der Wirbelsäule durch die Chakren hindurch bis zum Kronenchakra emporsteigen. Durch das Chakra hindurch entsteht dann eine tiefe Verbindung zum kosmischen Ganzen.)

Sie sind Meisterinnen der Erotik und Seherinnen. In einer sozial intakten Gemeinschaft leben sie miteinander und mit ihnen ihre Kinder bis zur Pubertät. In religiösen Handlungen geben sich die Seherinnen immer wieder der Heilung der Erde und dem Erhalt von gerechten sozialen Strukturen hin.

Es kommen Männer der Isolation, Männer des Krieges zu ihnen. Sie finden bei den Priesterinnen das, was zwingend nötig ist, um weiterhin aufrecht im Sinne des Dienstes an der Menschheit zu sein oder für den Erhalt der Erde zu kämpfen.

Die Priesterinnen geben ihnen Wärme und Weichheit, die Männer erfahren „ich bin gehalten und es gibt einen Ort, an den ich zurückkehren kann." Durch die Kunst der Liebe werden ihre stählernen Körper, in denen oft verbitterte Seelen wohnen, geschmeidiger. Ihr fokussierter Geist erfährt einen neuen Spielraum. Sie verlassen den Klostertempel mit einem Gefühl von zurückgewonnener Ganzheitlichkeit. Und sie wissen, dass es eine Frau gibt, zu der sie zurückkehren können, um sich dann für eine Weile im lieblichen Zustand des Vergessens aufzulösen.

Das war Tantra in seiner ursprünglichen Form. Frauen gaben die Kunst der Liebe, der Hingabe, des zyklischen, haltenden und nährenden Seins weiter. Diese Inhalte basierten auf tiefspirituellem Wissen im Einklang mit Gott.

Vielleicht gibt es in Ihrem Leben einen Moment, aus dem heraus das Gefühl von „das ist mein Mann – das ist meine Frau" geboren wird. Vielleicht spüren Sie im Liebesspiel eine Seelenverbindung, die das sich polarisierende Verständnis von männlich und weiblich auflöst. Die Basis hierfür ist Vertrauen, Offenheit und Ehrlichkeit. HIER, in diesem Menschen, bin ich mit mir zu Hause, mein „ICH BIN" wird geliebt mit Licht, Schatten und in Veränderung.

HIER in mir ist DER ANDERE zu Hause. Ich erkenne IHN/SIE bis in die tiefen Strukturen des emotionalen Urgrundes: Ich liebe, begleite, gebe Freiheit. Und wenn es nötig ist, lasse ich los.

Verbleiben Sie mit einem Partner, einer Partnerin, solange Sie tiefe Berührungen durcheinander erfahren. Seien Sie mutig und stellen Sie sich den Konflikten, die sich innerhalb einer Partnerschaft ergeben. Seien Sie ehrlich, wenn Sie spüren, die gemeinsame Zeituhr ist abgelaufen. So trennen Sie sich respektvoll und mit dem Ziel des gegenseitigen Einverständnisses. Das ist für mich das Verständnis, aus dem heraus sich Tantra, die Kunst der Liebe, entwickelt.

5. Solarplexuschakra

„Der nächste Schritt", fuhr Merlin fort, kündigt die Ankunft des Egos, das „Ich-Gefühl" auf dem Schauplatz des Geschehens an. Damit es ein „Ich" geben kann, muss es auch ein „Du" oder „Es" geben.
Die Geburt des Egos – vielleicht die erschreckendste – kennzeichnet den Beginn der Wahrnehmung ... und somit den Beginn von Konflikt."

(Depack Chopra: Der Weg des Zauberers)

Das dritte Chakra, Manipura, ist das letzte erdgebundene individuelle Energiefeld, das „Ich bin Ich mit all meinen Stärken und Schwächen". Die darüber liegenden Chakren wenden sich dem sozialen „Wir" zu. Hier im Solarplexusbereich, dem zentralen Nervengeflecht, ist die Energie des Selbstbewusstseins, der Selbstbehauptung und der Selbstverantwortung aber auch der Selbstzweifel zu Hause. „Manipura" ist der Sanskritname des Chakras. Ich verwende ihn für dieses Energiefeld, da er die Möglichkeiten des „Ich bin Ich" malerisch-poetisch ausdrückt. „Stadt der Juwelen" ist die Übersetzung von Manipura. Jeder Mensch verfügt über einen individuellen Schatz von Anlagen, die er im Laufe seines Lebens zu Fähigkeiten und Fertigkeiten entwickeln kann. Das Leben ist eine Entdeckungsreise in diese individuelle Stadt der Schätze. Dort gibt es Häuser, die wir gern betreten, wir fühlen uns sicher und geborgen im Selbst. Andere fordern uns zur Reflexion auf und wieder andere müssen wir umbauen, um sie besuchen zu können. Manchmal entdecken wir ganz unerwartet einen kostbaren Schatz des Selbst, durch den wir aufgefordert werden, eine andere Richtung zu nehmen. „Ich bin Ich" hat auf der einen Seite mit Standfestigkeit zu tun, und auf der anderen Seite – im sozialen Kontext – ist die ständige Bereitschaft zur Veränderung von uns gefordert. Sie haben Ziele? Sie wissen es längst: Nicht das Ziel, sondern der Weg dahin ist entscheidend. Doch wir ankern den Geist an richtungsweisende Vorstellungen von unserem Leben, um einen Lebensweg zu erkennen. Dabei stehen Ursache und Wirkung in sich bedingendem Zusammenhang.

„Wir ernten, was wir säen."

„Sei glücklich, und der Geliebte wird kommen. Schaffe die Wirkung und die Ursache wird folgen."

Trikonasana, die Übung zu diesem Chakra, drückt die Dynamik zwischen dem „Sein im Hier und Jetzt" auf Grundlage der individuellen Fähigkeiten und dem zielgerichteten Handeln aus. „Ich gebe mich in die Welt ein" steht geistig im Vordergrund dieser Übung. Bevor Sie das folgende Asana üben, machen Sie sich den Vorgang des Gehens bewusst. Sie heben das Schrittbein, das Standbein hält das Gewicht, Sie machen den Schritt. In dem Moment, wo der Fuß des Schrittbeins den Boden berührt, wird das Schrittbein zum Standbein, das Gewicht wird verlagert und das hintere Bein setzt zum Schritt an.

In Trikonasana, dem gleichschenkligen Dreieck, wird der „Gehreflex" zu einem bewussten Prozess.

Aus dem Zustand von „Hier und Jetzt" machen Sie einen Schritt nach vorn, Ihrem Ziel entgegen, halten dann den Körper in der gelösten Spannung zwischen dem Schritt nach vorn und dem vergangenen „Hier und Jetzt" in der Dynamik des neuen „Hier und Jetzt". Sie spannen die Arme in einem Hand-Schulter-Schulter-Hand-Bogen von der Erde zum Himmel, der Schritt ist vollzogen, der flexible Schwerpunkt des Körpers liegt in der Mitte des Schritts.

Schauen Sie sich die Abbildung von Trikonasana an und versuchen Sie, die Übung zunächst über die Abbildung zu verstehen.

Die Yoga-Übung kann Ihnen als Test dienen, inwieweit Ihr Geist und Ihr Körper bereit sind, den nächsten entscheidenden Schritt in die Zukunft zu wagen.

Üben Sie Trikonasana, „die ständige Geburt des Ichs in die Welt" auch auf Lotus-Yoga-Art:

Spannen Sie Ihren Körper sanft und dynamisch, halten Sie die Grundspannung der Übung so lange, bis Sie Ihre körperliche Grenze wahrnehmen. Gehen Sie weich aus der Übung heraus, indem Sie die Füße nach vorn drehen und sich nach vorn aushängen lassen. Nehmen Sie sich Zeit zum Nachspüren: Welche Gefühle, Bilder, Assoziationen meldet das „Ich-bin-Ich"-Chakra bei der Testspannung in die Zukunft?

Und nun gehen Sie mit aller Kraft des „Ichs" durch Trikonasana Ihrem Ziel entgegen. All das, was Ihnen gut tut und keinem anderen schadet, ist erlaubt.

Trikonasana

„Ich gehe meinem Ziel entgegen"

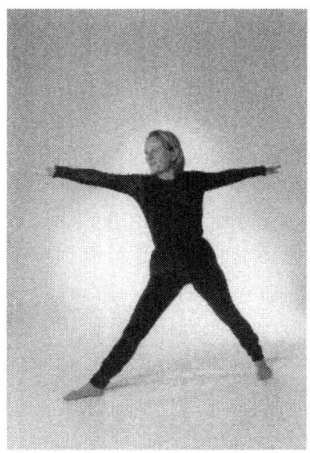

Trikonasana ist die Stellung des ausgestreckten Dreiecks. Sie erwächst aus Tadasna (Stehen wie ein Berg) mit dem Wunsch, seinem Ziel einen Schritt entgegenzugehen.
Schauen Sie in die Zielrichtung und machen Sie mit dem Schrittbein einen großen Schritt in die Richtung Ihres Blickes. Sie stehen nun in einer Schrittbreite von ca. 1,30 m bis 1,50 m, entsprechend Ihrer Körpergröße.

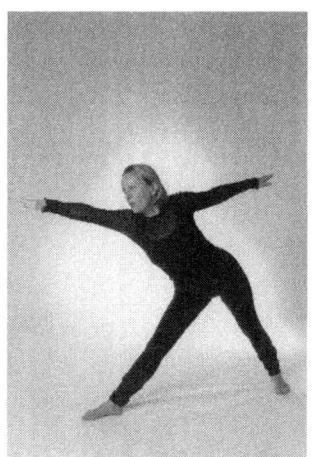

Dann drehen Sie den rechten Fuß 90 Grad auswärts, den linken Fuß um ca. 45 Grad einwärts. Sie drücken die Knie durch und spannen die Oberschenkelmuskulatur an.
Nun zwei bis drei tiefe Atemzüge. Sie strecken den rechten Arm über den rechten Fuß, den Oberkörper verändern Sie nicht. Stellen Sie sich nun mit der rechten Hand eine gerade Linie vor
...

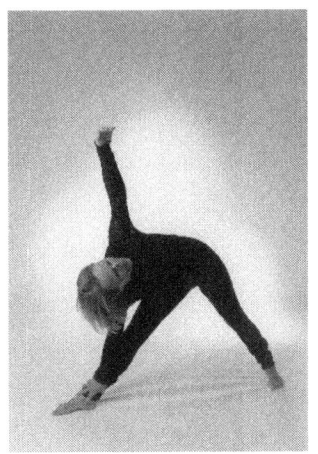

Sie ziehen den Arm und den Oberkörper so weit nach rechts (dem Ziel entgegen), bis ein körperlicher Widerstand einsetzt. Dann führen Sie den rechten Arm in Richtung Ihres rechten Fußes – Sie verweilen in dem Schritt nach vorn – greifen dort, wo Ihre Hand Halt findet und strecken den linken Arm in Richtung Himmel.

Sie sind Ihrem Ziel ein Stück entgegengegangen und halten nun den Zustand der labilen Stabilität zwischen Spannung und Lösung, den Sie aufrechterhalten, solange Sie dies vermögen. Achten Sie auf einen tiefen Atemfluss. Sobald sich körperliche Widerstände einstellen, lösen Sie Trikonasana auf, indem Sie sich nach vorn fallen und aushängen lassen. Im Anschluss üben Sie Trikonasana zur linken Seite hin.

6. Releasingchakra

Maria Magdalena über Jesus

„Er sagte, um sich der Nähe Gottes in unserem Herzen bewusst zu werden, müsste der Mensch vieles verwerfen. Alle Vorstellungen, alle Dogmen, auf die unsere Leben aufbauen. All unseren kläglichen Stolz und, was vielleicht das Schwierigste von allem ist, unsere Schuld und unsere Schwächen. Die Geburt Gottes in unserem Herzen geschehe unter großen Schmerzen, sagte er."

(Marianne Fredriksson: Maria Magdalena)

Bei diesem Energiefeld ist es Zeit innezuhalten auf dem Weg zur KämpferIn des Herzens. Wir haben die drei irdischen Chakren, die individuellen Energiefelder in ihrer spirituell-emotional-körperlichen Aussagekraft betrachtet, vielleicht sogar durchlebt.

Zunächst das Wurzelchakra, das in Verbindung steht mit unserem körperlichen Sein, mit unserer Disposition für dieses Leben, mit unseren familiären Ahnen – mit unserer Standfestigkeit.

Dann sind wir zum Sakral-Sexual-Raum gekommen, der durch tiefe spirituelle Lebensphilosophien und durch seelenverbundene SexualpartnerInnen berührt wird.

Schließlich haben wir im gleichschenkligen Dreieck die Dynamik des „Ich bin Ich" erkannt. Sind uns vielleicht näher gekommen in unserer individuellen Kraft, die, die uns gegeben ist und unser Handeln in dieser Welt bestimmt. Das Herzchakra ist der Ort der bedingungslosen Liebe. Von diesem Energiefeld aus beginnt das „Wir", das Denken – Fühlen – Handeln im sozialen Bedingungsfeld.

Zwischen „Ich" und „Wir" habe ich ein Chakra gepflanzt, das uns diesen Übergang erleichtern soll. Es ist ein Aktions-Reaktionschakra, welches die amerikanischen Bioenergetiker kennen, das jedoch nicht in der traditionellen Lehre der Chakren begründet ist.

Releasing heißt freisetzen, d. h. ich setze meine individuelle Kraft im „Wir" frei. Dieses Chakra ist das Übergangschakra von der Erde zum Himmel.

Die Grundlage für die Freisetzung meiner Energie ist folgendes Verständnis: Geist und Materie sind nicht getrennt. Der Geist ist es, der die Materie durchdringt. Unser Körper ist durch geistiges Bewusstsein geprägt, jede Zelle unseres Seins wird durch unsere Glaubenssätze bestimmt.

KämpferInnen des Herzens agieren und reagieren aus dem Bewusstsein des Lichts, das die Kraft hat, die Dunkelheit zu erhellen. Sie setzen ihr individuelles Sein, ihre Aufgabe in diesem Leben zugunsten der Allgemeinheit frei. Die Lebensbegleiterin auf diesem Weg ist das Verständnis aus dem Energiefeld des Herzens. Sein aus Liebe zu mir – zum anderen – zum Kosmos. Sein in Verbindung mit tiefer Lebensfreude.

Oft treten, nicht selten in Verbindung mit einem Schicksalsschlag, Wendepunkte im Leben ein. Mit Schmerz fordern diese uns auf, das Leben anders zu sehen, andere Wege zu gehen. Oft bleibt genau an solch einem Wendepunkt nur die Möglichkeit der Besinnung auf das individuelle Fundament (die drei Chakren der Erdverbundenheit) und auf die ehrliche Betrachtung des sozialen Umfelds (wer ist mir in dieser Krise eine Begleitung: Familie, PartnerIn, LehrerIn, FreundInnen?), um dann schließlich den Boden unseres Selbst im „Wir" freizusetzen. Die Bündelung der individuellen Erdenergie, auf den der erste Schritt der Freisetzung im sozialen Raum folgt, das ist die körperlich-emotional-spirituelle Kraft des Releasingchakras.

Jathara-Parivatana

„Ich setze meine Kraft frei"

Ich weiche in diesem nicht traditionellen Chakra mit der folgenden Übung
von den ursprünglichen Asanas ab und stelle Ihnen den Zyklus „Gruß an die
Energie" vor.
Im Yoga haben Zyklen, denen ein Atem-Bewegungs-Ablauf zugrunde liegt,
die Aufgabe, das Empfinden der inneren Zeit mit dem Potential der
individuellen Kraft in Bezug auf ein Vorhaben zu harmonisieren. Zyklen
werden fließend, geschmeidig, fast tanzend geübt. In diesen Zyklus werden
Sie tief eintauchen können, da er durch die Kraft der Visualisierung ergänzt
wird.

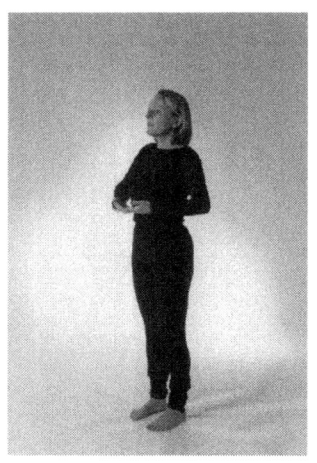

Zunächst erfahren Sie den Atem-Bewegungs-
Ablauf: Nehmen Sie die Grundstellung Tadasna
ein, jedoch stellen Sie die Füße schulterbreit
auseinander. Achten Sie darauf, dass die Füße
parallel zueinander stehen. Legen Sie die Hände
wie eine Schale in Höhe des Schambeins, also
kurz über dem Wurzelchakra an. Mit der
Einatmung ziehen Sie die Hände bis zum
Releasingchakra hoch.

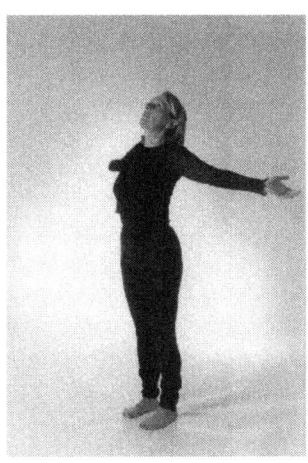

Von dort aus öffnen Sie Hände und Arme nach vorn und anschließend zur Seite.

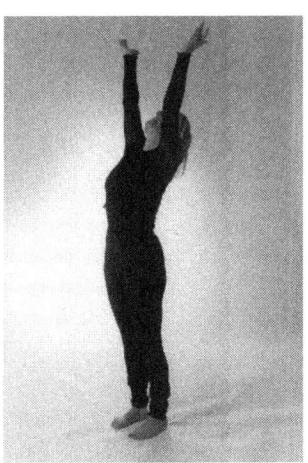

Der Impuls zur Einatmung bewegt Arme und Hände in einem weiten Bogen über den Kopf. Jetzt schließen Sie die Hände weit über der Krone des Kopfes. Der Körper steht in einer angenehmen Spannung zwischen Erde und Himmel.

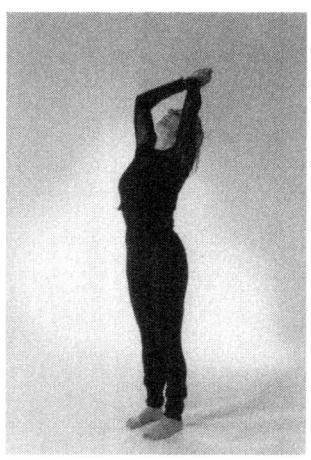

Die Ausatmung setzt ein und Sie ziehen mit den Fingerspitzen der kleinen Finger an der Mittellinie des Körpers entlang bis zum Wurzelchakra hinunter.

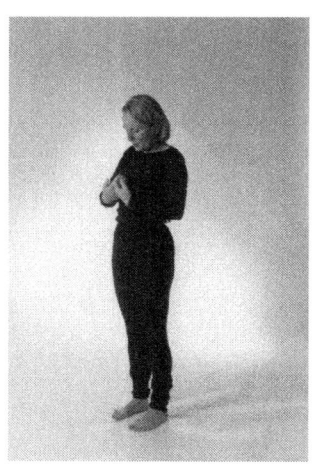

Mit dem erneuten Einatmen beginnt der Zyklus von vorne.

Beleuchten Sie diesen energetischen Bewegungsablauf in Bezug auf die Chakren, so nehmen Sie wahr, dass Sie die Energie des „Ich" durch Wurzel-, Sakral-Sexual- und Solarplexuschakra ziehen bis zum Punkt der Freisetzung: „Releasing". Von dort öffnen Sie sich in einem weiten Bogen in den Raum hinein, nehmen die Kraft des Raums oder der Natur auf, ziehen diese weit über den Kopf, fassen die Kraft der Natur durch die „Wir"-Chakren (Krone – Intuition – Ausdruck – Herz) und gleiten über in die „Ich"-Chakren bis in die Basis Ihres Selbst. Harmonisierung und Reinigung setzen ein.

Koppeln Sie jetzt mit folgendem Mentalbild den Geist an diesen Ablauf. Stellen Sie sich vor:

„Ich stehe auf einem Berg" – ziehen Sie mit der Einatmung dabei die Handschale bis zum Releasingchakra.

„Ich schaue in das weite Land" – Sie öffnen die Arme weit mit der Ausatmung.

„Die Sonne geht auf" – in einem weiten Bogen nehmen Sie seitlich die Kraft des sozial-realen Raums auf.

„Ich nehme die Wärme und die Energie der aufgehenden Sonne in mich auf" – die Fingerspitzen ziehen an der Mittellinie des Körpers entlang bis zum Wurzelchakra hinunter.

Jetzt beginnen Sie fließend den nächsten Zyklus.

Ziel ist es, tief einzutauchen in den harmonischen Tanz zwischen Atmung, Bewegung und Vorstellungskraft.

7. Der Weg zum Licht

Eines Tages fragt ein alter weiser Mann seine Schüler: „Woher weiß man, dass die Nacht vorüber ist und der Tag anbricht?" (Die Schüler finden die richtige Antwort nicht.) „Hmmm ...", antwortet der weise Mann mit einem Lächeln.
„Wenn wir ein uns unbekanntes Gesicht, einen Fremden, ansehen und dann unseren Bruder erkennen, dann ist der Tag angebrochen."
(Gemeinschaftspräsentation der Sahelstaaten/CILISS auf der Expo 2000)

Auf der Reise durch die Chakren kommen wir jetzt zu den entscheidenden Fragen: Was ist Licht? Was ist Dunkel? Was ist lichtes Handeln, Sein im Dienste der Menschen des harmonischen, friedlichen Wachstums der weltweiten Verbindungen?
Was ist dunkles Handeln? Durch meine Handlungen schade ich einem anderen Lebewesen und friedliche Kommunikationswege werden gestört. Es gibt keine allgemeingültigen Lehren, jede dogmatische Antwort impliziert die Unwahrheit. Es gibt nur den individuellen Weg zur individuellen freien Geistigkeit im Sinne der Herzenskraft.

„We are looking for happiness ...
Medicine power is the energy of the indians, somehow it is the way home for tout le monde, for touts les payes ... we are right brothers and sisters... it is like a kiss, beware this kiss."

(Lied eines indianischen Schamanen)

„Bitte – kannst Du mir noch EINEN Kuss geben?"
OH NEIN, warum gerade jetzt?
warum fragt mich das dieser Mann,
der mich vor sieben Monaten verlassen hat,
genau DAS – auf diesem Weg?

Stellen Sie sich eine Hütte mitten im Wald vor. Es ist eine Holzhütte, blank gewienerte Holztische und Holzbänke können ca. 100 Menschen Platz geben. Eine Holzbar, hinter der Bier in Massen fließt, eine offene Feuerstelle, die die Augen immer wieder bannt, in der Sie sich in dem verzehrenden Spiel zwischen Holz und Feuer versenken können. Zum Schluss hatte dieser Mann auf seiner Gitarre einige Lieder gespielt. Ich liebte es, wenn er spielte und mit seiner ein wenig heiseren Stimme sang. Nun hatten wir diese Hütte, in der wir mit Freunden gefeiert hatten, gemeinsam verlassen. Genau wie wir vorher besprochen hatten. Wir wollten diese Hochzeitsfeier genießen, um dann bei Tagesanbruch den Weg durch den Wald auf uns zu nehmen. Ich war zurückgekommen in diese Stadt, wollte feiern und dann endgültig gehen.

MITTEN – auf der halben Strecke
durch den dunklen Wald
DER WEG, manchmal erhellt,
durch das schwache Licht einer kleinen Taschenlampe,
ansonsten ertastend mit Augen und Füßen;
DA nun
diese Frage.

Dieser Mann hatte sich von mir getrennt, die Trennung hatte tief im Herzen blutig geschmerzt, doch ich hatte mich in mir wiedergefunden, hatte das Blut stillen können. Die Wunde verkrustete.

Ich bleibe stehen – nehme seine Hand ... und dann sofort das Gefühl von VERTRAUT SEIN – von FLIESSEN KÖNNEN – NAH SEIN, LIEBEN. Aus der Ferne, am Ende des Weges, lugt eine Straßenlaterne schwach durch die hohen dunklen, schützenden Tannen. Gedanken schießen, Blitzen gleich, durch meinen Kopf.
„Wenn Du jetzt küsst – bist Du verloren."
„Fühlst womöglich diese hingebungsvolle Leichtigkeit – vergisst den Schmerz, der wie ein Löwe schon jetzt lauert."
„Komm, lass den Kopf los, vertraue auf Dein Gefühl im Bauch", so höre ich tief aus mir selbst heraus.
„War es nicht Nelson Mandela, der sagte: Es ist nicht die Dunkelheit, vor der wir uns fürchten, nein, es ist das LICHT, die Größe unseres Selbst, sie ist es, die uns erzittern lässt."

Also
Ich küsse

Der Wind bewegt die hohen Tannen ganz leicht, streift zart liebkosend unsere Haut. Stille schwingt in den Ohren, mein SEIN wird erfasst durch die Kraft der Hingabe ... und ich werde geküsst.

Nach diesem Kuss möchte ich den Weg zu dem fahlen Licht der Straßenlaterne nicht mehr finden. Ich wünsche, in dem Kuss verweilen zu können.
Wir gehen weiter den Weg gemeinsam bis zum Licht der Laterne.
Unterbrochen durch viele Etappen – immer wieder finden sich die Münder.
Ohne zu sprechen drücken sie sich aus in einem KUSS.
Das Ende des Weges kommt: Wir trennen uns – um uns am nächsten Tag wiederzufinden, um uns später dann wirklich zu trennen, FREI zu geben – für die Begegnung mit einem anderen Mund.
Es ist
DER KUSS ZUM LICHT
Die Lehre, die bleibt.
LICHT IST LIGHT
licht und leichtigkeit.

So kann ich heute aus vollem Herzen sagen
– mit Simon and Garfunkel –
LIFE I LOVE YOU

Unsere Kampfkraft wohnt im Herzen. Lasst uns mutig den „Sturz durch die Nacht" wagen in der tiefen Gewissheit: In der Dunkelheit der Nacht beginnt das Licht des neuen Tages! Der Weg durch die Nacht ist nicht der Weg des Kampfes, es ist die Kampfkraft des Herzens, der Weg der Liebe, der gewinnt.

8. Herzchakra

„Spirituelle Reife lässt uns erkennen, dass der Prozess des Erwachens durch viele Jahreszeiten und Kreisläufe führt. Sie fordert, dass wir uns zutiefst verpflichten, den Sitz in unserem Herzen einzunehmen und uns für jeden Aspekt des Lebens zu öffnen."

(Jack Kornfield: Frag den Buddha und geh den Weg des Herzens)

Das Herzchakra schwingt in den Worten „Ich bin in Liebe", nicht „ich handle aus Liebe", sondern „ich bin in ihr". Hier im Herzchakra wohnt der Lebensfunken, der Pulsschlag des Seins. Mit jedem Herzschlag bleibt der Körper und damit der Geist und die Seele im materiellen Sein verhaftet. Den Sitz im Herzen einnehmen bezieht sich jedoch eher auf die unsichtbare Welt. „In Liebe sein" heißt, den anderen Menschen, ob er mir nahe steht oder fern ist, mit in das Feld der liebevollen Erkenntnis zu nehmen. Ihn verstehen können bedeutet dann, ihn mit seinen eigenen Augen zu sehen. Gefühle wie Wut, Gier oder Neid führen Sie zurück auf sich selbst – „Warum bin ich in dieser Situation, in dieser Emotion?" Finden Sie die Antwort und nehmen Sie für eine Weile den Standpunkt Ihres Gegenübers ein, so werden Sie verstehen. Dieser Weg ist einfach, er braucht ein klares, ehrliches Herz. Dieses Herz berechnet nicht, es gibt aus sich selbst heraus um des Gebens willen und wird gesättigt; manchmal zeitverzögert, manchmal gibt es längere Durststrecken, manchmal brechen tiefe Zweifel in das Selbstverständnis des liebenden Herzens ein. Doch letztendlich wird dieses Herz immer satt. Entscheidend ist es, in dem Mut dieses Herzens zu bleiben.

Virabhadrasana

„Ich bin eine Kämpferin des Herzens"

Bevor Sie dieses Asana einnehmen, betrachten Sie die Dynamik dieser
Stellung. Sie erwächst aus Tadasna „Ich stehe wie ein Berg" – impliziert
Trikonasana – „Ich gehe dem Ziel entgegen" – und hält die Spannung
zwischen Erde und Himmel in dem aufrechten Verweis nach oben.
Der Oberkörper ist nach oben geöffnet, im Schritt liegt die Dynamik des
Vorangehens. Der Kopf ist hingebungsvoll in den Nacken gelegt. Der Blick
fixiert die Hände, die himmelwärts weisen.
Es ist die Übung des Herzchakras. Ein geöffnetes Herzchakra fließt in der
Bedingungslosigkeit des „Ich bin in Liebe".
Üben Sie diese starke Yoga-Übung weich, durchlässig, liebevoll, Ihrer
Grenzen bewusst. Machen Sie dieses klassische Asana zu Ihrer individuellen
Lotus-Yoga-Übung: „Ich bin eine KämpferIn des Herzens".

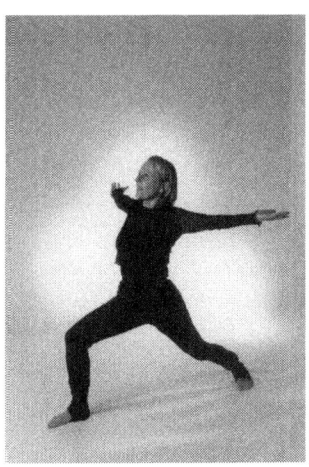

Bauen Sie die Haltung bitte sehr bewusst auf. Sie
stehen in Tadasna. Gönnen Sie sich einige tiefe
Atemzüge und gehen dann genau wie bei
Trikonasana einen Schritt mit dem Gehbein nach
vorn.

Der Schrittabstand sollte ca. 1,30 m betragen,
der Schrittfuß – zuerst der rechte – steht in der
Zielrichtung, der linke Fuß folgt dem rechten
um ca. 45 Grad.

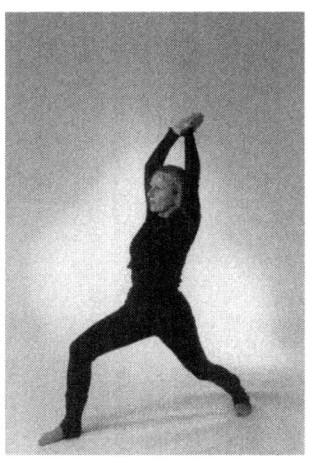

Jetzt dreht sich, anders als bei Trikonasana, der Rumpf in die Zielrichtung. Verharren Sie nun einige Atemzüge in dieser Haltung. Strecken Sie die Arme waagerecht zur Seite aus. Spannen Sie die Arme zu einer Geraden, drehen dann mit der Ausatmung die Handflächen nach oben. Mit der Einatmung führen Sie die Hände über dem Kopf zusammen, die Handflächen schließen sich. Es entsteht eine genüssliche Spannung, zielgerichtet der Decke – dem Himmel – entgegen. Atmen Sie tief. Spüren Sie die dehnende Weite in den Seiten, den Rippenbögen, den Lungenflügeln.

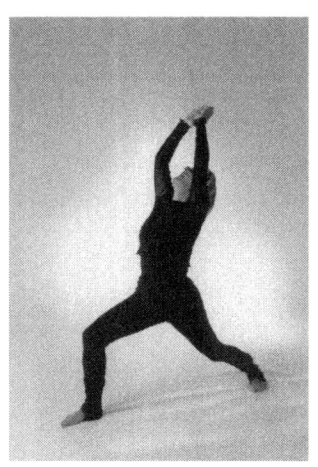

Die Erweiterung und Vervollständigung der Übung (die jedoch nicht zwingend notwendig ist) besteht darin, dass Sie mit dem Schrittbein in eine Kniebeuge gehen. Das Körpergewicht ist mittig, d. h. zwischen Schritt- und Standbein. Zur Vollendung von Virabhadrasana legen Sie den Kopf in den Nacken, der Hals öffnet sich, Hartnäckigkeit löst sich auf. Ihre Augen fixieren die Fingerspitzen.

So stehen Sie, den beseelten Körper zur „GegnerIn" hin geöffnet, im dynamischen Schritt nach vorn. Erleben Sie die Weite Ihres Seins zwischen Erde und Himmel. Bleiben Sie nur so lange in diesem Asana, wie Ihr momentaner körperlich-geistiger Zustand bereit ist, die Haltung zu tragen.

Sie lösen die Haltung auf, indem Sie den Kopf aus dem Nacken nehmen, dann die Arme senken und das hintere Standbein an das vordere Schrittbein stellen. Spüren Sie im Stehen entspannt nach. Anschließend üben Sie dieses Asana „Kämpferin des Herzens" zur linken Seite hin.

9. Kehlkopfchakra

Durchlässigkeit in den Chakren
Wurzelkraft an jedem Ort

Das Ausdruckschakra
Weltverstehen aus dem Wissen der Dualität
Selbstsein im „Hier und Jetzt"
Schwingende Flügel der Liebe in Raum und Zeit freigesetzt
Im Wesen der Einfühlsamkeit mutig-hingebungsvoll angekommen
Wissend um „Muse" und „Natur"

Jetzt betreten Sie den Raum des Ausdrucks

Menschlicher Ausdruck ist zunächst durch Sprache möglich. Sprache ist ein Weg der Kommunikation. Kommunikation ist die Aufgabe des menschlichen Seins. Kommunikation ist nur möglich in Verbindung mit selbstkritischer Reflexion. Unsere KommunikationspartnerInnen sind immer in irgendeiner Form der Spiegel unseres Selbst.

Kommunikation in Verbindung mit Meditation/Yoga und ayurvedischen Grundgedanken ist der Weg der Selbsterkenntnis, oft ein schmerzhafter Weg ... Der Sinn dieses Weges ist es, sich im Laufe des Lebens zum individuellen Lebenskern – zu Stärke, Zufriedenheit und Lebensfreude hin zu entwickeln.

Individueller Ausdruck ist neben Sprache äußerst mannigfaltig: Tanzen, Singen, Schreiben, Musizieren ... Wichtig ist, dass die Seele einen Ausdruck findet und sich in diese Welt einbringt.

Urahra-Mukha-Shuanasana

„Ich drücke mich aus"

Bevor Sie dieses Asana üben, betrachten Sie aufmerksam das Bild. Sie spüren, welche Wirkung es auf Sie hat. Vielleicht nehmen Sie schon durch die Versenkung in das Photo die Freiheit wahr, die im Brust- und Halsraum entstehen kann.

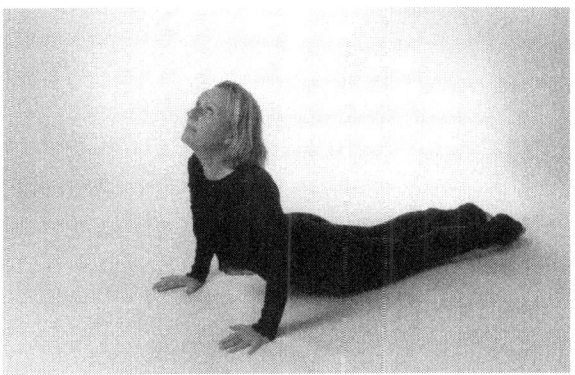

Insbesondere bei dieser Übung bitte ich Sie, sehr bewusst vorzugehen, die Widerstände und Grenzen des Körpers zu achten – genauestens zu spüren, ob sich diese durch tiefe Atmung lösen lassen, oder ob es ratsamer ist, langsam aus der Übung herauszukommen.

Legen Sie sich auf den Boden und stellen Sie die Hände in Brusthöhe auf. Ihre Stirn berührt den Boden, die Füße sind gestreckt und liegen so zusammen, dass sich die großen Zehen berühren. Sie spannen die Gesäßmuskulatur, Beine und Füße so, dass sich eine angenehme Dynamik im Körper entwickelt. Einige tiefe Atemzüge spüren Sie in diese Haltung hinein.

Langsam heben Sie den Kopf in den Nacken. Zunächst so weit, wie die Kraft Ihrer Rückenmuskulatur es zulässt, ohne dabei die Hebelwirkung der Arme einzusetzen.
Fließend bauen Sie die Übung nun weiter auf, drücken die Arme fast ganz durch, beugen den Rumpf und den Kopf nach hinten, öffnen den Brust- und Kehlkopfraum.

Den Kopf führen Sie so weit wie möglich in den Nacken, so dass das Kehlkopfchakra weit geöffnet ist. Den Blick richten Sie zur Decke. Halten Sie diese Übung, nach Lotus-Yoga-Art, ca. 15 Sekunden lang. Dann lösen Sie diese allmählich wieder auf.

Bleiben Sie einige tiefe vollständige Atemzüge auf dem Bauch liegen und spüren Sie nach.

10. KämpferIn des Herzens sein

Nun sind Sie angekommen am Herzstück dieses Buches: „Ich bin eine
KämpferIn des Herzens". Es gibt unendlich viele Kampfplätze auf dieser
Erde, die der Herzenskraft bedürfen. Gehen Sie jeden Tag mit offenen
Augen durch die Welt. Sie erkennen die Orte, die Begebenheiten, die lautlos
nach Ihnen rufen. Als KämpferIn des Herzens bringen Sie Ihre
Feinfühligkeit in diese Welt ein, Sie setzen sich ein für die „Worte des
Herzens". Das ist oft nicht bequem, manchmal stoßen Sie auf Widerstand
oder Unverständnis. Auch laufen Sie Gefahr, verletzt zu werden. Oft werden
Sie „ALL-EIN-SEIN" und manchmal wird dieses eher lichte Gefühl
überdeckt von der dunklen Bitternis der Einsamkeit. Doch Sie spüren diesen
Lebensfunken des Herzens in sich, der Sie leitet, der hinter jeder Dunkelheit
um das Licht weiß.
KämpferIn des Herzens sein.
Sich öffnen für alles, was Ihnen begegnet, sich hingeben in der Kraft der
Liebe. Alles geben und nicht fragen.
Und wenn das Leben mahnt: „Jetzt ist es Zeit zu gehen!", nicht festhalten,
sondern das Alte loslassen. Auch die Schauplätze der Liebe verlassen –
selbst wenn das Herz ein Klagelied anstimmt und Tränen die dunklen Nächte
noch salziger machen ...
Das Licht des Herzens ist unsichtbar und doch weist es den Weg in der
sichtbaren Welt durch die Begegnung mit anderen Menschen, durch
Schicksalsbegebenheiten.
Nehmen Sie das, was Ihnen begegnet, wahr, und erfassen Sie es mit all Ihren
Sinnen. Erkennen Sie das „Du" in der liebevollen Akzeptanz von „Ich",
bedächtig und einfühlsam. Hinter dem „Ich" und dem „Du" verbirgt sich das
„Wir", die Welt, der Kosmos.
Lotus-Yoga und die meditative Betrachtung der Chakren sind wesentliche
Werkzeuge. Der Geist löst sich von rigiden Seinsvorstellungen, Körper und
Geist bleiben flexibel und dynamisch und die sanfte Herzenskraft wächst.
Die Chakren der Intuition und der Krone sind die spirituellen Energiefelder
im Körper. Jedoch ist Spiritualität nur so lange wirklich greifbar und
wirkungsvoll, wie Sie sich an das Leben von „Hier und Jetzt" koppelt.
KämpferInnen des Herzens handeln aus der Einsicht der mitfühlenden
Herzenskraft im „Hier und Jetzt" und nähren ihr Selbst in ständiger
Rückbindung an die Öffnung von Körper und Geist hin zur Quelle von Liebe
und Lebensfreude.

11. Intuitionschakra

„Er wachte auf, als ihn jemand anstieß. Er war mitten auf dem Marktplatz eingeschlafen, der sich nun wieder belebte. Verstört schaute er sich nach seinen Schafen um, bis er merkte, dass er sich in einer anderen Welt befand. Aber anstatt traurig zu sein, fühlte er sich glücklich. Nun brauchte er nicht mehr nach Wasser und Nahrung zu suchen;
Nun konnte er einen Schatz suchen ...

„Wenn ich diese Sprache ohne Worte zu entziffern lerne, dann gelingt es mir auch, die Welt zu entziffern."
„Alles in Einem", hatte der Alte gesagt.

Er beschloss – ohne Hast und Unruhe durch die schmalen Straßen von Tanger zu schlendern: Nur so würde er die Zeichen bemerken. Das verlangte eine Menge Geduld ...."

(Paulo Coelho: Der Alchimist)

Folge dem Licht Deiner Intuition,
auch wenn der Verstand es als unsinnig abtun möchte.
Der Verstand kennt die Angst, die Gier, den Zorn, den Neid.
All das ist der Intuition fremd.
Sie ist das blinde Vertrauen auf das innere Licht des Herzens und das Sehen
der unsichtbaren Welt.

Das Sehen mit geschlossenen Augen durch das dritte Auge – das ist die
Kraft der Intuition. Intuitives Schauen lässt sich nur in tiefer Verbindung zur
individuellen Seelenkraft erlangen. Intuition setzt vollkommene
Unabhängigkeit und Eigenständigkeit voraus.
Begeben Sie sich in die Liebe, lösen Sie sich auf in ihr. Doch aus der
Verschmelzung kehren Sie zurück in ihr Selbstbewusstsein und folgen
zielsicher und gelassen dem inneren Ruf Ihrer Seele.

Intuition heißt, frei übersetzt, auf die innere Eingebung zu vertrauen.
Wir betreten mit diesem Chakra die höchste spirituelle Ebene, die wir als
Menschen beeinflussen können.

Auf die Intuition zu vertrauen, haben wir weitgehend verlernt. Wir sind
abhängig von Technik, Kontrolle und Fremdbestimmung. In früheren Zeiten
gab es ein größeres Gottvertrauen, mehr Rituale und eine tiefere Verbindung
zum spirituellen Wissen. Heute sind viele von uns Suchende in einer eher
kalten, scheinbar emotionslosen Welt.

Intuition baut sich auf in Verbindung mit einem engen Kontakt zur inneren
Weisung, zum Seelenlicht, zum göttlichen Kern. Sie ist nicht berechenbar,
manchmal erscheint sie vollkommen absurd, oft lässt sie sich durch den
Verstand nicht erfassen. Die Kunst besteht darin, der Intuition blindlings zu
vertrauen, ihrem Ruf zu folgen. Dann wird sich zeigen, ob es wirklich eine
Eingebung aus einer spirituellen Quelle war. Denn ist dies der Fall, so
entwickeln sich die Taten und Wege ganz selbstverständlich aus dem
intuitiven Impuls heraus.

Dieser Weg der intuitiven Herzenskraft ist keine hell erleuchtete Straße, oft wird gerade nur der nächste Schritt für das Auge der Intuition sichtbar. Dann gilt es, genau diesen Schritt zu gehen. Das Auge der Intuition nährt sich aus der Quelle der demütigen Dankbarkeit.

Dankbarkeit für das, was ist, was sich in meiner Welt durch meinen Lebensweg bis zum „Hier und Jetzt" bereits materialisiert hat. Demut, damit Sie auf diesem Weg immer wieder aufgefordert sind, Ihre persönlichen, begrenzten Vorstellungen unter die kosmisch sich ergebenden Zusammenhänge zu stellen. Die Intuition weiß dann, dass sich daraus etwas „Besseres" ergibt, etwas, was meine begrenzte Vorstellungskraft nicht erdenken konnte.

Virasana

„Ich bin in Dankbarkeit"

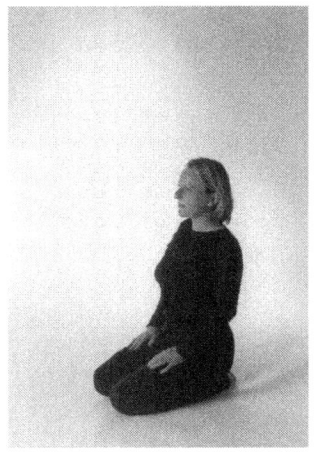

Die Haltung der demütigen Dankbarkeit ist eine Abwandlung des ursprünglichen Virasana, der „sitzenden KriegerIn".
Nehmen Sie Virasana ein. Dazu setzen Sie sich auf Ihre Unterschenkel, schließen die Knie aneinander, die Füße ergeben eine Schale für Ihr Gesäß. Sie richten sich auf, loten die Wirbelsäule über Ihrem Gesäß, geben im Unterkörper ein wenig nach, öffnen das Herz, atmen tief und fließend in den Urgrund der Atemkraft unterhalb des Nabels.
Die Hände ruhen auf den Oberschenkeln. Der Einatemimpuls beginnt im Urgrund und findet seine Weite im Brustraum. Spüren Sie die zentrierte Kraft in der eigenen Mitte?! Der Weg nach vorn ist frei, unbeirrbar richtet sich die Kraft der Intuition auf ein Ziel. Verweilen Sie ca. zwei Minuten in der „sitzenden KriegerIn".

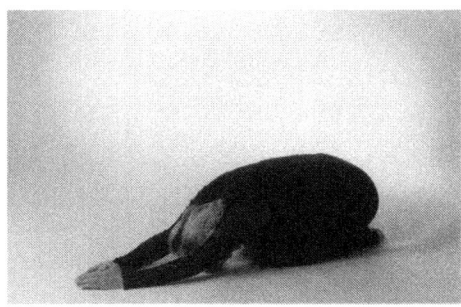

Dann verändern Sie diese klassische Yoga-Übung, neigen den Oberkörper nach vorn, legen die Stirn auf dem Boden ab, strecken die Arme pfeilgleich nach vorn und schließen die Hände aneinander.

Die Haltung der sitzenden zentrierten Kriegerin löst sich in dankbarer Hingabe auf. Jetzt kann tiefer Frieden einsetzen; der Brustraum dehnt sich in seiner seitlichen Weite, der Geist wird ruhig und besänftigt. Tief aus der Seele kann eine Empfindung von Dankbarkeit erwachsen. In dieser hingebungsvollen Lotus-Yoga-Übung können Sie geistige Führer/-innen anrufen. Vielleicht haben Sie einen himmlischen Gottvater und eine irdische Gottmutter. Ist es so, dann rufen Sie ihre Namen. So können Sie Ihre innere Seelenfrequenz, Ihr göttliches Selbst spüren. Ruhen Sie mindestens drei Minuten in dieser Haltung. Tauchen Sie dankbar in die Hingabe an die innere Führung ein, dann kehren Sie zurück zu Virasana. Erspüren Sie, ob weisende Impulse auftauchen Diese brauchen keine klaren Informationen zu sein, oft besteht die Weisung aus einem Begriff, einem Symbol, einer alles ergreifenden Emotion, einer klaren Farbe ...

Dann lösen Sie das Asana endgültig auf und gehen einige Schritte durch den Raum. Betrachten Sie Ihre Umgebung. Bewusst kehren Sie zurück in die Realität.

12. Kronenchakra

YES – I CAN TELL HEAVEN FROM HELL
Und das ist gut, Kämpferln des Herzens.
Die Reise durch die Chakren findet hier ihren Abschluss.
Es bleibt die Kraft der Liebe,
die sich durch Jeden zeigen kann.
Sie lässt die Schmerzen auf der Erde kleiner werden ...
kleiner und kleiner ...

Die Hingabe

Das Kronenchakra entwickelt sich durch das Bewusstsein der darunter liegenden Chakren. Letztendlich haben wir keinen Einfluss auf dieses dem Himmel zugewandte Energiezentrum. Es öffnet sich allmählich auf dem Weg zum Selbst als „KämpferIn des Herzens", durch die Fähigkeit der Hingabe. Hingabefähigkeit – eine weibliche Kraft. Sie gilt es in dieser Zeit der großen Wende, 2000 Jahre nach Christus, innerhalb unserer Gesellschaft zu stärken. „KämpferInnen des Herzens" geben Impulse, initiieren aus der Emotion des Bauches, dem Feuer des Herzens und aus der inneren Weisheit des dritten sehenden Auges heraus.

Doch dann brauchen sie die gelassene Hingabefähigkeit des Wartens, des Spürens, des Betrachtens. Unser Körper ist auf diesem Weg das Instrument der Seele.

Wir können mit ihm spielen, ihn spüren, den aufgewühlten Geist beruhigen. Wir dürfen ihn dehnen, spannen, biegen, drehen, uns durch ihn ganzheitlich wahrnehmen.

Im Liebesspiel können Frauen mit einer anderen Seele durch die absolute Hingabe verschmelzen. Je tiefer in diesem Spiel die Verbindung der Seelen ist, um so mehr wird der Spieler die Saiten des Körpers kennen. Instrument und Spieler werden eins, erheben sich in den Schwingungen der Berührungen zu einem Loblied an die Schöpfung.

Die Aufgabe jedes Einzelnen ist es, den Körper, das Haus der Seele, zu kennen, zu bewohnen, ihn zu reinigen, zu pflegen und sich mit allen Sinnen in der emotionalen Kraft der Hingabe zu üben.

Salamba-Sarvangasana

„Ich lebe im Bewusstsein der Hingabe"

Dieses Asana gehört zu den Übungen, die nur diejenigen von Ihnen
ausführen sollten, die Yoga-Erfahrung haben oder diese Umkehrhaltung aus
dem Sportzusammenhang kennen.
Sarvanagasana ist die „Königin der Asanas". Sie fördert die weiblich-
emotionalen Fähigkeiten wie Geduld und Hingabebereitschaft. Bei
kontinuierlichem Üben kann sie emotionale Stabilität vermitteln, eine der
wichtigsten Eigenschaften in unseren progressiv voranschreitenden
gesellschaftlichen Bedingungen.
Sarvangasana wirkt auf den gesamten Organismus und sollte sehr bedacht
und achtsam ausgeführt werden.

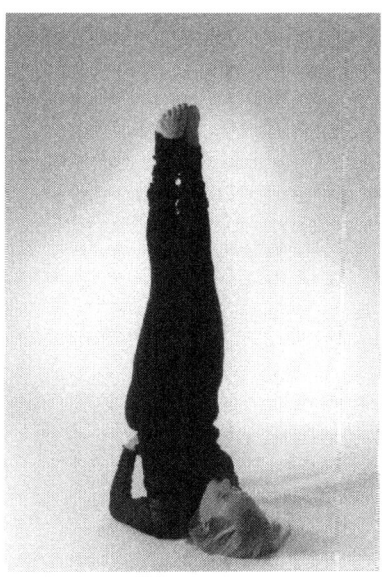

Sie legen sich rücklings auf den Boden,
die Arme liegen seitlich neben dem
Körper. Beine und Arme ruhen zunächst in
einer angenehmen Spannung.
Mit der nächsten Ausatmung ziehen Sie
die Beine hoch zur Brust und atmen ein
paar Mal tief ein und aus.

Ein leichter einatmender Schwung wird Ihnen helfen, die Beine, den Unterkörper und das Gesäß zu heben. Sie unterstützen den Rumpf in Höhe der Nieren durch Ihre Arme und Hände. Einen tiefen Atemzug spüren Sie nun in diese Haltung hinein. Jetzt können Sie die Beine senkrecht zur Decke strecken. Spannen Sie die Gesäßmuskulatur und die Beine bis in die Zehenspitzen hinein. Das Kinn ist leicht an das Brustbein gepresst, achten Sie darauf, dass die Nackenmuskulatur gelöst bleibt.

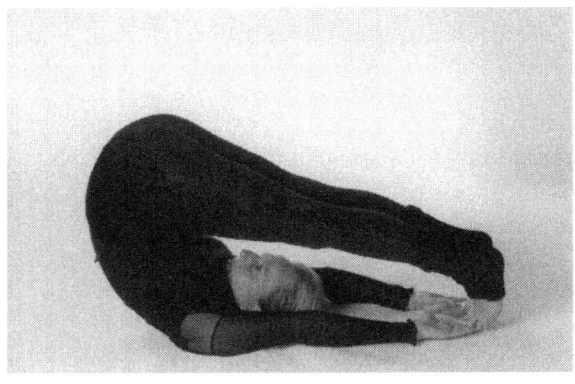

In der „Königin der Hingabe" können Sie jegliche Art von Hartnäckigkeit auflösen. Verweilen Sie am Anfang nicht länger als maximal zwei Minuten in Salamba-Sarvangasana. Später können Sie die Zeiteinheit ausdehnen. Jedoch ist besonders in diesem Asana liebevolle Rücksicht auf die individuellen Grenzen geboten. Sie können dann die Beine hinter den Kopf legen und einige Atemzüge in dieser energiespendenden Haltung verweilen.

Die Auflösung der Übung geschieht, indem Sie Wirbel für Wirbel auf dem Boden abrollen. Genießen Sie die Auflösung der Lotus-Yoga-Königin. Jeder einzelne Wirbel legt sich einer Perlenkette gleich auf dem Boden ab. Nehmen Sie sich ausreichend Zeit, um nachzuspüren!

13. Ayurveda – das Wissen um das labile Gleichgewicht

Ayurveda, die ca. 3.500 Jahre alte ganzheitliche indische Medizin, sieht den Mikrokosmos „Mensch" auf das Engste mit dem Makrokosmos „Welt" verbunden. Sie führt die sicht- und lebbare Welt auf die fünf Elemente der Materie zurück: Luft + Raum/Erde + Wasser sowie Feuer. Aus diesen Elementen setzt sich Welt – Mensch – Tier – Pflanze zusammen. Je mehr der Kontakt zur Nahrung gestört ist, um so mehr gerät diese aus ihrem Gleichgewicht. Infolge dessen verlieren dann auch die Menschen ihre innere Balance und damit ihre Gesundheit.

Unsere Überlebenschance liegt im Hinterfragen bis hin zur Ursache von Störungen, im Streben nach Ausgeglichenheit der Elemente.

Der Zusammenhalt zwischen Mikrokosmos Mensch, mit seinen innerkörperlichen Rhythmen und den sozialen Beziehungen und Makrokosmos Welt, mit natürlichen und psychosozialen Bedingungen, ist äußerst subtil und dadurch labil.

In einer Zeit der weltweiten, schnelllebigen Verbindungen ist die individuelle Herzenspräsenz jedes Einzelnen gefordert, um Mikrokosmos und Makrokosmos im Einklang miteinander zu verbinden.

Basis der ayurvedischen Betrachtungsweise ist die Lehre der Tridoshas. Die Doshas ergeben sich aus den materiellen Elementen. Erde und Wasser werden zu dem Dosha „kapha", dem Prinzip der Ruhe und Stabilität der materiellen, körperlichen Substanz zusammengefasst. „Pitta" – das Feuer – ist das Prinzip der Aktivität und Begeisterung, der energetischen Prozesse im Körper. Das Prinzip der Bewegung, das, was alles im Fluss hält, ist das Dosha „Vata", dieses ergibt sich aus Luft und Raum. Das physisch-psychische Zusammenspiel dieser Elemente in Bezug auf den menschlichen Körper lässt sich am Bild einer Kerze veranschaulichen. Jeder Mensch hat ein Lebenslicht, eine Lebenskerze. Schließen Sie für eine Weile die Augen und visualisieren Sie eine Kerze ... beobachten Sie die Form der Kerze und das Licht. Brennt es ruhig und gleichmäßig oder flackert es? Wie ist das Verhältnis vom Licht zur Kerze ...

In der ayurvedischen Betrachtungsweise wird das Lebenslicht unter folgenden Gesichtspunkten interpretiert: Das Feuer, Ihr energetischer Prozess, Ihre Aktivität und Begeisterungsfähigkeit sollten ruhig und gleichmäßig brennen. Die Kraft des Feuers ist abhängig von dem Prinzip Ihrer Bewegung, Ihrer Mobilität, dem Vata. Das Vata, im Sinnbild der Kerze der sich verzehrende Sauerstoff, der sich aus der Luft und dem Raum um die

Kerze ergibt, hält die Kerze am Leben. Im übertragenen Sinne ist es der soziale Raum, der uns umgibt. Ist zu viel Unruhe oder Verunsicherung um Sie herum, beginnt das Lebenslicht zu flackern, brennt nicht optimal ab. Die Kerze selbst, die Materie des Wachses, wird als körperliche Substanz verstanden. Sie verzehrt sich im Laufe eines Lebens. Wenn es Ihnen gelingt, Ihr Leben ruhig und gelassen zu meistern, so wird Ihre Lebenskerze bis zu ihrem Ende abbrennen.

Die Aufgabe von Ayurveda ist es, das Gleichgewicht zwischen den Doshas, also zwischen den Elementen, zu optimieren.

Jeder Mensch mit seinem individuellen Lebenslicht ist ein einmaliger Ausdruck im ganzheitlichen Prozess des Kosmos. Je mehr Menschen zurückfinden in ihre „goldene Mitte", in ihre Herzenskraft, in ihr individuelles „im Lot sein", umso gesünder wird unsere Welt.

Am Ende des 2. Weltkriegs schrieb Wolfgang Borchert:

„Vielleicht sind wir eine Generation voller Ankunft auf einen neuen Stern, in einem neuen Leben. Voller Ankunft unter einer neuen Sonne, zu neuen Herzen.

Vielleicht sind wir voller Ankunft zu einem neuen LIEBEN, zu einem neuen LACHEN, zu einem neuen GOTT.

Wir sind eine Generation ohne Abschied, aber wir wissen, dass alle Ankunft uns gehört."

Mögen wir im Bewusstsein des subtilen Zusammenhangs von Mikro- und Makrokosmos die Flammen unserer Herzen nähren und zu neuem Lieben, neuem Lachen aufbrechen.

EPILOG

Es ist der fünfte Tag des neuen Mondes. Ich sitze in einem Bootshaus auf dem Fluss, um mich herum das Geraune der Menschen, die sich in Gesellschaft hier begegnen. Wortfetzen fliegen zu mir herüber. Vor mir ein Glas Wein und eine brennende Kerze.

Leicht schaukelt das Boot, gibt sich den Wellen leise knarrend hin. Allmählich wird es Nacht. Die schmale Mondsichel, Zeugin der Hoffnung auf einen neuen Tag, Zeichen für das zyklische, sanfte Sein, zeichnet sich an dem noch hellen Himmel ab. Sie begleitete mich auf dem Weg hierher an dem Ort des Seelenkusses vorbei. Beladene und leere Schiffe ziehen flussauf- und flussabwärts vorbei. Auf jedem fährt der Glaube mit: „Es geht weiter im Fluss des Lebens!"

Meine Augen brennen, sind der sichtbaren und spürbaren Welt müde. Seit Tagen schwingt meine Seele mit den Unruhen in der Welt, im Taumel zwischen Ohnmacht und Glauben, zwischen Verzweiflung und tiefem Wissen über den Sieg des Lichts hin zur multikulturellen, gerechten, friedlichen Einigkeit.

Der Okzident ist getroffen, im Nerv seines Seins. Wo soll jetzt die Sonne untergehen? Wo wird der Frieden der Nacht einsetzen? Der Orient sucht nach einer stabilen Position. Wo soll jetzt die Sonne aufgehen? Woher wird die Kraft zur frühmorgendlichen Meditation kommen? Unser empfindsamer Erdball klagt leise jeden seiner menschlichen Bewohner an, im Urgrund jeder Seele schwingt der Wunsch nach Frieden, Ruhe und Sicherheit.

Knarrend singt das Boot sein Lied im Einklang mit dem Fluss. Der Wein zur Hälfte leer getrunken, die Kerze ein wenig abgebrannt, sie werden zu Zeugen meiner Zeit.

Dankbar für die Privilegien, die ich besitze: ein Haus, das mich vor Unwettern schützt, eine Küche und Vorräte, die den Hunger meines Körpers stillen, Freundinnen und Freunde, die ich erreichen kann, sucht mein Herz aufgewühlt, betroffen und kämpferisch nach dem Weg des Lichts.

Om mane padme hum –
möge die liebevolle Kraft der sich entfaltenden Lotusblume in unseren Herzen verweilen.

LITERATUR

Bärr, Eberhard (Hrsg.)
    Sukumar Upanasa – das gute Gefühl.
    Edition neu, Winkel 2001

Baumer, Bettina (Hrsg.)
    Die Wurzeln des Yoga.
    Die Yoga-Sutren des Patanjali mit einem Kommentar
    von P. Y. Deshpande.
    O. W. Barth Verlag, Bern, München, Wien 1976

Chopra, Deepack
    Der Weg des Zauberers.
    Wilhelm Goldmann Verlag, München 1997

Coelho, Paulo
    Der Alchimist.
    Diogenes Verlag AG, Zürich 1996

Frederiksson, Marianne
    Maria Magdalena.
    3.Auflage, Wolfgang Krüger Verlag, Frankfurt am Main 1999

Gibran, Kahlil
    Der Prophet.
    33.Auflage, Walter Verlag, Zürich, Düsseldorf 1996

Kornfield, Jack
    Frag den Buddha und geh den Weg des Herzens.
    Kösel Verlag, München 1995